AIR FRYER REZEPTE 2021

MÜHELOSE KÖSTLICHE FLEISCHREZEPTE FÜR GESUNDER GEBRATEN

JOHN WRIGHT

Inhaltsverzeichnis

Einführung

Suchen Sie immer nach einfacheren und moderneren Möglichkeiten, um die besten Mahlzeiten für Sie und alle Ihre Lieben zuzubereiten?

Suchen Sie ständig nach nützlichen Küchengeräten, mit denen Ihre Arbeit in der Küche mehr Spaß macht?

Nun, Sie müssen nicht mehr suchen! Wir präsentieren Ihnen heute das beste Küchengerät, das derzeit auf dem Markt erhältlich ist: die Luftfritteuse!

Luftfritteusen sind aus so vielen Gründen einfach die besten Küchengeräte.

Möchten Sie mehr über Luftfritteusen erfahren? Dann pass als nächstes auf!

Zunächst müssen Sie wissen, dass Luftfritteusen spezielle und revolutionäre Küchengeräte sind, die Ihre Speisen mit heißer Luft zirkulieren lassen. Diese Werkzeuge verwenden eine spezielle Technologie, die als Schnelllufttechnologie bezeichnet wird. Daher ist alles, was Sie in diesen Friteusen kochen, innen saftig und außen perfekt zubereitet.

Das nächste, was Sie über Luftfritteusen herausfinden müssen, ist, dass Sie so ziemlich alles kochen, backen, dämpfen und braten können, was Sie sich vorstellen können.

Zu guter Letzt sollten Sie wissen, dass Luftfritteusen Ihnen helfen, Ihre Mahlzeiten viel gesünder zuzubereiten.
So viele Menschen auf der ganzen Welt haben sich einfach in dieses großartige und erstaunliche Werkzeug verliebt, und jetzt sind Sie an der Reihe, einer von ihnen zu werden.

Also... kurz gesagt, wir empfehlen Ihnen, sofort eine Luftfritteuse zu kaufen und dieses Kochjournal so schnell wie möglich in die Hände zu bekommen!

Wir können Ihnen versichern, dass alle Mahlzeiten, die Sie in Ihrer Luftfritteuse kochen, so gut schmecken und dass jeder von nun an Ihre Kochkünste bewundern wird!

Also lasst uns anfangen!
Viel Spaß beim Kochen mit Ihrer tollen Luftfritteuse!

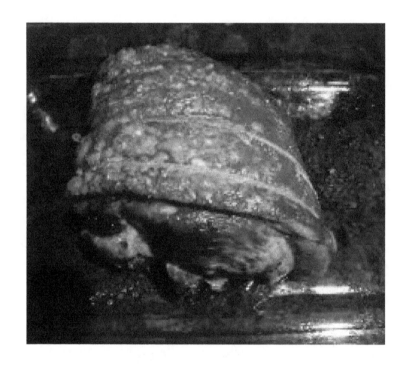

Air Fryer Geflügel Rezepte

Truthahn, Erbsen und Pilze Auflauf

Zubereitungszeit: 10 Minuten Garzeit: 20 Minuten Portionen: 4

Zutaten:

- 2 Pfund Putenbrust, ohne Haut, ohne Knochen
- Salz und schwarzer Pfeffer nach Geschmack
- 1 gelbe Zwiebel, gehackt
- 1 Selleriestiel, gehackt
- ½ Tasse Erbsen
- 1 Tasse Hühnerbrühe
- 1 Tasse Champignoncremesuppe
- 1 Tasse Brotwürfel

Richtungen:

1. Mischen Sie in einer Pfanne, die zu Ihrer Luftfritteuse passt, die Pute mit Salz, Pfeffer, Zwiebeln, Sellerie, Erbsen und Brühe, geben Sie sie in Ihre Luftfritteuse und kochen Sie sie 15 Minuten lang bei 360 Grad Fahrenheit.

2. Fügen Sie Brotwürfel und Champignoncremesuppe hinzu, rühren Sie sie um und kochen Sie sie weitere 5 Minuten bei 360 Grad Fahrenheit.

3. Auf Teller verteilen und heiß servieren.

Genießen!

Ernährung: Kalorien 271, Fett 9, Ballaststoffe 9, Kohlenhydrate 16, Protein 7

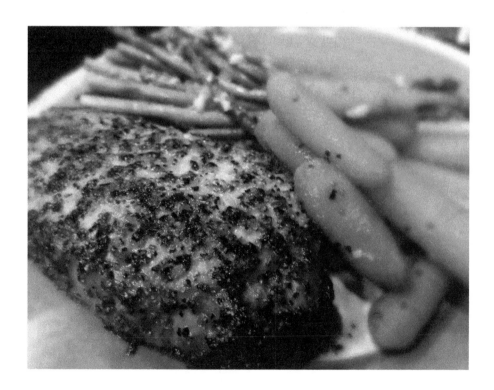

Leckere Hähnchenschenkel

Zubereitungszeit: 10 Minuten Garzeit: 20 Minuten Portionen: 6

Zutaten:

- 2 und ½ Pfund Hühnerschenkel
- Salz und schwarzer Pfeffer nach Geschmack
- 5 grüne Zwiebeln, gehackt
- 2 Esslöffel Sesamöl
- 1 Esslöffel Sherrywein
- ½ Teelöffel weißer Essig
- 1 Esslöffel Sojasauce
- ¼ Teelöffel Zucker

Richtungen:

1. Würzen Sie das Huhn mit Salz und Pfeffer, reiben Sie es mit der Hälfte des Sesamöls ein, geben Sie es in Ihre Luftfritteuse und kochen Sie es 20 Minuten lang bei 360 Grad Fahrenheit.

2. In der Zwischenzeit eine Pfanne mit dem Rest des Öls bei mittlerer Hitze erhitzen, Frühlingszwiebeln, Sherrywein, Essig, Sojasauce und Zucker hinzufügen, werfen, abdecken und 10 Minuten kochen lassen

3. Hähnchen mit 2 Gabeln zerkleinern, auf Teller verteilen, Sauce darüber träufeln und servieren.

Genießen!

Ernährung: Kalorien 321, Fett 8, Ballaststoffe 12, Kohlenhydrate 36, Protein 24

Hühnchentender und aromatisierte Sauce

Zubereitungszeit: 10 Minuten Garzeit: 10 Minuten Portionen: 6

Zutaten:

- 1 Teelöffel Chilipulver
- 2 Teelöffel Knoblauchpulver
- 1 Teelöffel Zwiebelpulver
- 1 Teelöffel süßer Paprika
- Salz und schwarzer Pfeffer nach Geschmack
- 2 Esslöffel Butter
- 2 Esslöffel Olivenöl
- 2 Pfund Hühnchentender
- 2 Esslöffel Maisstärke
- ½ Tasse Hühnerbrühe
- 2 Tassen Sahne
- 2 Esslöffel Wasser
- 2 Esslöffel Petersilie, gehackt

Richtungen:

1. In einer Schüssel Knoblauchpulver mit Zwiebelpulver, Chili, Salz, Pfeffer und Paprika mischen, umrühren, Hühnchen hinzufügen und werfen.

2. Reiben Sie Hühnchentender mit Öl ein, legen Sie sie in Ihre Luftfritteuse und kochen Sie sie 10 Minuten lang bei 30 ° C.

3. In der Zwischenzeit eine Pfanne mit der Butter bei mittlerer Hitze erhitzen, Maisstärke, Brühe, Sahne, Wasser und Petersilie hinzufügen, umrühren, abdecken und 10 Minuten kochen lassen.

4. Hähnchen auf Teller verteilen, Sauce darüber träufeln und servieren.

Genießen!

Ernährung: Kalorien 351, Fett 12, Ballaststoffe 9, Kohlenhydrate 20, Protein 17

Ente und Gemüse

Zubereitungszeit: 10 Minuten Garzeit: 20 Minuten Portionen: 8

Zutaten:

- 1 Ente, in mittelgroße Stücke gehackt
- 3 Gurken, gehackt
- 3 Esslöffel Weißwein
- 2 Karotten, gehackt
- 1 Tasse Hühnerbrühe
- 1 kleines Ingwerstück, gerieben
- Salz und schwarzer Pfeffer nach Geschmack

Richtungen:

1. Mischen Sie in einer Pfanne, die zu Ihrer Luftfritteuse passt, Entenstücke mit Gurken, Wein, Karotten, Ingwer, Brühe, Salz und Pfeffer, werfen Sie sie in Ihre Luftfritteuse und kochen Sie sie 20 Minuten lang bei 37 ° C.
2. Alles auf Teller verteilen und servieren.

Genießen!

Ernährung: Kalorien 200, Fett 10, Ballaststoffe 8, Kohlenhydrate 20, Protein 22

Hühnchen-Aprikosen-Sauce

Zubereitungszeit: 10 Minuten Garzeit: 20 Minuten Portionen: 4

Zutaten:

- 1 ganzes Huhn, in mittlere Stücke geschnitten
- Salz und schwarzer Pfeffer nach Geschmack
- 1 Esslöffel Olivenöl
- ½ Teelöffel geräucherter Paprika
- ¼ Tasse Weißwein
- ½ Teelöffel Majoran, getrocknet
- ¼ Tasse Hühnerbrühe
- 2 Esslöffel weißer Essig
- ¼ Tasse Aprikosenkonserven
- 1 und ½ Teelöffel Ingwer, gerieben
- 2 Esslöffel Honig

Richtungen:

1. Würzen Sie das Huhn mit Salz, Pfeffer, Majoran und Paprika, werfen Sie es zum Überziehen, fügen Sie Öl hinzu, reiben Sie es gut ein, legen Sie es in Ihre Luftfritteuse und kochen Sie es 10 Minuten lang bei 360 Grad Fahrenheit.

2. Übertragen Sie das Huhn in eine Pfanne, die zu Ihrer Luftfritteuse passt, fügen Sie Brühe, Wein, Essig, Ingwer, Aprikosenkonserven und Honig hinzu, werfen Sie es, legen Sie es in Ihre Luftfritteuse und kochen Sie es weitere 10 Minuten bei 360 Grad Fahrenheit.

3. Hähnchen-Aprikosen-Sauce auf Teller verteilen und servieren.

Genießen!

Ernährung: Kalorien 200, Fett 7, Ballaststoffe 19, Kohlenhydrate 20, Protein 14

Hühnchen-Blumenkohl-Reis-Mix

Zubereitungszeit: 10 Minuten Garzeit: 20 Minuten Portionen: 6

Zutaten:

- 3 Speckscheiben, gehackt
- 3 Karotten, gehackt
- 3 Pfund Hühnerschenkel, ohne Knochen und ohne Haut
- 2 Lorbeerblätter
- ¼ Tasse Rotweinessig
- 4 gehackte Knoblauchzehen
- Salz und schwarzer Pfeffer nach Geschmack
- 4 Esslöffel Olivenöl
- 1 Esslöffel Knoblauchpulver
- 1 Esslöffel italienisches Gewürz
- 24 Unzen Blumenkohlreis
- 1 Teelöffel Kurkumapulver
- 1 Tasse Rinderbrühe

Richtungen:

1. Erhitzen Sie eine Pfanne, die zu Ihrer Luftfritteuse passt, bei mittlerer Hitze, fügen Sie Speck, Karotten, Zwiebeln und Knoblauch hinzu, rühren Sie um und kochen Sie sie 8 Minuten lang.

2. Fügen Sie Huhn, Öl, Essig, Kurkuma, Knoblauchpulver, italienisches Gewürz und Lorbeerblätter hinzu, rühren Sie um, geben Sie es in Ihre Luftfritteuse und kochen Sie es 12 Minuten lang bei 360 ° F.

3. Blumenkohlreis und Brühe hinzufügen, umrühren, weitere 6 Minuten kochen lassen, auf Teller verteilen und servieren.

Genießen!

Ernährung: Kalorien 340, Fett 12, Ballaststoffe 12, Kohlenhydrate 16, Protein 8

Hühnchen-Spinat-Salat

Zubereitungszeit: 10 Minuten Garzeit: 12 Minuten Portionen: 2

Zutaten:

- 2 Teelöffel Petersilie, getrocknet
- 2 Hähnchenbrust, ohne Haut und ohne Knochen
- ½ Teelöffel Zwiebelpulver
- 2 Teelöffel süßer Paprika
- ½ Tasse Zitronensaft
- Salz und schwarzer Pfeffer nach Geschmack
- 5 Tassen Babyspinat
- 8 Erdbeeren, in Scheiben geschnitten
- 1 kleine rote Zwiebel, in Scheiben geschnitten
- 2 Esslöffel Balsamico-Essig
- 1 Avocado, entkernt, geschält und gehackt
- ¼ Tasse Olivenöl
- 1 Esslöffel Estragon, gehackt

Richtungen:

1. Das Huhn in eine Schüssel geben, Zitronensaft, Petersilie, Zwiebelpulver und Paprika hinzufügen und werfen.

2. Übertragen Sie das Huhn in Ihre Luftfritteuse und kochen Sie es 12 Minuten lang bei 360 Grad Fahrenheit.

3. In einer Schüssel Spinat, Zwiebel, Erdbeeren und Avocado mischen und verrühren.

4. In einer anderen Schüssel Öl mit Essig, Salz, Pfeffer und Estragon mischen, gut verquirlen, zum Salat geben und verrühren.

5. Hähnchen auf Teller verteilen, Spinatsalat dazugeben und servieren.

Genießen!

Ernährung: Kalorien 240, Fett 5, Ballaststoffe 13, Kohlenhydrate 25, Protein 22

Hühnchen-Kastanien-Mix

Zubereitungszeit: 10 Minuten Garzeit: 12 Minuten Portionen: 2

Zutaten:

- ½ Pfund Hühnchenstücke
- 1 kleine gelbe Zwiebel, gehackt
- 2 Teelöffel Knoblauch, gehackt
- Eine Prise Ingwer, gerieben
- Eine Prise Piment, gemahlen
- 4 Esslöffel Wasserkastanien
- 2 Esslöffel Sojasauce
- 2 Esslöffel Hühnerbrühe
- 2 Esslöffel Balsamico-Essig
- 2 Tortillas zum Servieren

Richtungen:

1. Mischen Sie in einer Pfanne, die zu Ihrer Luftfritteuse passt, Hühnerfleisch mit Zwiebeln, Knoblauch, Ingwer, Piment, Kastanien, Sojasauce, Brühe und Essig, rühren Sie um, geben Sie sie in Ihre Luftfritteuse und kochen Sie sie 12 Minuten lang bei 360 ° F.
2. Alles auf Teller verteilen und servieren.

Ernährung: Kalorien 301, Fett 12, Ballaststoffe 7, Kohlenhydrate 24, Protein 12

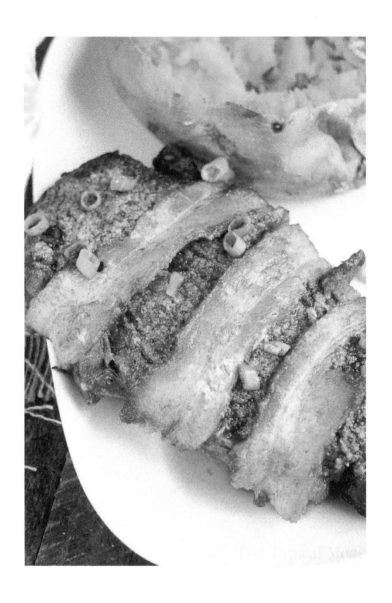

Apfelwein glasiertes Huhn

Zubereitungszeit: 10 Minuten Garzeit: 14 Minuten Portionen: 4

Zutaten:

- 1 Süßkartoffel, gewürfelt
- 2 Äpfel, entkernt und in Scheiben geschnitten
- 1 Esslöffel Olivenöl
- 1 Esslöffel Rosmarin, gehackt
- Salz und schwarzer Pfeffer nach Geschmack
- 6 Hähnchenschenkel, Knochen und Haut an
- 2/3 Tasse Apfelwein
- 1 Esslöffel Senf
- 2 Esslöffel Honig
- 1 Esslöffel Butter

Richtungen:

1. Erhitzen Sie eine Pfanne, die zu Ihrer Luftfritteuse passt, mit der Hälfte des Öls bei mittlerer Hitze, fügen Sie Apfelwein, Honig, Butter und Senf hinzu, verquirlen Sie sie gut, lassen Sie sie köcheln, nehmen Sie die Hitze ab, fügen Sie Hühnchen hinzu und werfen Sie sie richtig gut.

2. In einer Schüssel Kartoffelwürfel mit Rosmarin, Äpfeln, Salz, Pfeffer und dem Rest des Öls mischen, gut umrühren und zur Hühnermischung geben.

3. Stellen Sie die Pfanne in Ihre Luftfritteuse und kochen Sie sie 14 Minuten lang bei 390 Grad Fahrenheit.

4. Alles auf Teller verteilen und servieren.

Genießen!

Ernährung: Kalorien 241, Fett 7, Ballaststoffe 12, Kohlenhydrate 28, Protein 22

Veggie Gefüllte Hähnchenbrust

Zubereitungszeit: 10 Minuten Garzeit: 15 Minuten Portionen: 4

Zutaten:

- 4 Hähnchenbrust, ohne Haut und ohne Knochen
- 2 Esslöffel Olivenöl
- Salz und schwarzer Pfeffer nach Geschmack
- 1 Zucchini, gehackt
- 1 Teelöffel italienisches Gewürz
- 2 gelbe Paprika, gehackt
- 3 Tomaten, gehackt
- 1 rote Zwiebel, gehackt
- 1 Tasse Mozzarella, zerkleinert

Richtungen:

1. Mischen Sie einen Schlitz auf jeder Hühnerbrust, um eine Tasche zu bilden, würzen Sie mit Salz und Pfeffer und reiben Sie sie mit Olivenöl ein.

2. In einer Schüssel Zucchini mit italienischem Gewürz, Paprika, Tomaten und Zwiebeln mischen und umrühren.

3. Füllen Sie Hähnchenbrust mit dieser Mischung, streuen Sie Mozzarella darüber, legen Sie sie in den Korb Ihrer Luftfritteuse und kochen Sie sie 15 Minuten lang bei 350 Grad Fahrenheit.
4. Auf Teller verteilen und servieren.

Genießen!

Ernährung: Kalorien 300, Fett 12, Ballaststoffe 7, Kohlenhydrate 22, Protein 18

Griechisches Huhn

Zubereitungszeit: 10 Minuten Garzeit: 15 Minuten Portionen: 4

Zutaten:

- 2 Esslöffel Olivenöl
- Saft aus 1 Zitrone
- 1 Teelöffel Oregano, getrocknet
- 3 gehackte Knoblauchzehen
- 1 Pfund Hühnerschenkel
- Salz und schwarzer Pfeffer nach Geschmack
- ½ Pfund Spargel, getrimmt
- 1 Zucchini, grob gehackt
- 1 Zitrone in Scheiben geschnitten

Richtungen:

1. Mischen Sie in einer hitzebeständigen Schüssel, die zu Ihrer Luftfritteuse passt, Hühnchenstücke mit Öl, Zitronensaft, Oregano, Knoblauch, Salz, Pfeffer, Spargel, Zucchini und Zitronenscheiben, werfen Sie sie hinein, geben Sie sie in eine vorgeheizte Luftfritteuse und kochen Sie sie 15 Minuten lang bei 38 ° C. Protokoll.

2. Alles auf Teller verteilen und servieren.

Genießen!

Ernährung: Kalorien 300, Fett 8, Ballaststoffe 12, Kohlenhydrate 20, Protein 18

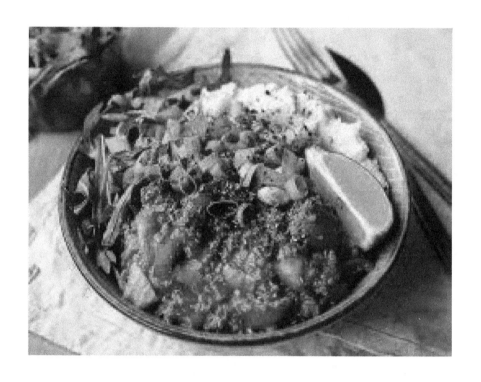

Entenbrust mit Rotwein und Orangensauce

Zubereitungszeit: 10 Minuten Garzeit: 35 Minuten Portionen: 4

Zutaten:

- ½ Tasse Honig
- 2 Tassen Orangensaft
- 4 Tassen Rotwein
- 2 Esslöffel Sherryessig
- 2 Tassen Hühnerbrühe
- 2 Teelöffel Kürbiskuchengewürz
- 2 Esslöffel Butter
- 2 Entenbrüste, Haut auf und halbiert
- 2 Esslöffel Olivenöl
- Salz und schwarzer Pfeffer nach Geschmack

Richtungen:

1. Eine Pfanne mit dem Orangensaft bei mittlerer Hitze erhitzen, Honig hinzufügen, gut umrühren und 10 Minuten kochen lassen.

2. Wein, Essig, Brühe, Kuchengewürz und Butter hinzufügen, gut umrühren, weitere 10 Minuten kochen lassen und Hitze abnehmen.

3. Entenbrust mit Salz und Pfeffer würzen, mit Olivenöl einreiben, in eine vorgeheizte Luftfritteuse bei 370 ° F legen und auf jeder Seite 7 Minuten kochen lassen.

4. Entenbrust auf Teller verteilen, Wein und Orangensaft darüber träufeln und sofort servieren.

Genießen!

Ernährung: Kalorien 300, Fett 8, Ballaststoffe 12, Kohlenhydrate 24, Protein 11

Entenbrust mit Feigensauce

Zubereitungszeit: 10 Minuten Garzeit: 20 Minuten Portionen: 4

Zutaten:

- 2 Entenbrüste, Haut auf, halbiert
- 1 Esslöffel Olivenöl
- ½ Teelöffel Thymian, gehackt
- ½ Teelöffel Knoblauchpulver
- ¼ Teelöffel süßer Paprika
- Salz und schwarzer Pfeffer nach Geschmack
- 1 Tasse Rinderbrühe
- 3 Esslöffel Butter, geschmolzen
- 1 Schalotte, gehackt
- ½ Tasse Portwein
- 4 Esslöffel Feigenkonserven
- 1 Esslöffel Weißmehl

Richtungen:

1. Würzen Sie die Entenbrust mit Salz und Pfeffer, beträufeln Sie die Hälfte der geschmolzenen Butter, reiben Sie sie gut ein, legen Sie sie in den Korb Ihrer Luftfritteuse und kochen Sie sie auf jeder Seite 5 Minuten lang bei 350 Grad Fahrenheit.

2. In der Zwischenzeit eine Pfanne mit dem Olivenöl und dem Rest der Butter bei mittlerer Hitze erhitzen, Schalotten hinzufügen, umrühren und 2 Minuten kochen lassen.

3. Thymian, Knoblauchpulver, Paprika, Brühe, Salz, Pfeffer, Wein und Feigen hinzufügen, umrühren und 7-8 Minuten kochen lassen.

4. Mehl hinzufügen, gut umrühren, kochen, bis die Sauce etwas dicker wird, und Hitze abnehmen.

5. Entenbrust auf Teller verteilen, Feigen-Sauce darüber träufeln und servieren.

Genießen!

Ernährung: Kalorien 246, Fett 12, Ballaststoffe 4, Kohlenhydrate 22, Protein 3

Entenbrust und Himbeersauce

Zubereitungszeit: 10 Minuten Garzeit: 15 Minuten Portionen: 4

Zutaten:

- 2 Entenbrüste, Haut auf und geritzt
- Salz und schwarzer Pfeffer nach Geschmack
- Kochspray
- ½ Teelöffel Zimtpulver
- ½ Tasse Himbeeren
- 1 Esslöffel Zucker
- 1 Teelöffel Rotweinessig
- ½ Tasse Wasser

Richtungen:

1. Entenbrust mit Salz und Pfeffer würzen, mit Kochspray einsprühen, mit der Haut nach unten in die vorgeheizte Luftfritteuse legen und 10 Minuten bei 350 Grad Celsius kochen.

2. Eine Pfanne mit Wasser bei mittlerer Hitze erhitzen, Himbeeren, Zimt, Zucker und Wein hinzufügen, umrühren, zum Kochen bringen, in den Mixer geben, pürieren und in die Pfanne zurückkehren.

3. Fügen Sie Entenbrust der Luftfritteuse hinzu, um sie ebenfalls zu schwenken, um sie zu beschichten, auf Teller zu verteilen und sofort zu servieren.

Genießen!

Ernährung: Kalorien 456, Fett 22, Ballaststoffe 4, Kohlenhydrate 14, Protein 45

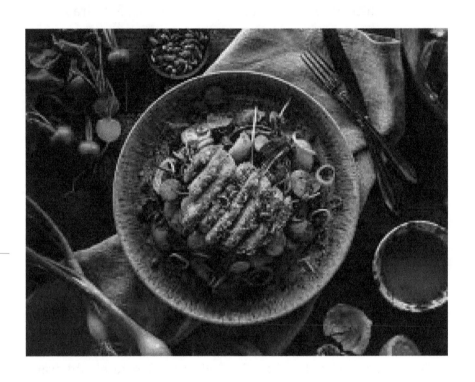

Ente und Kirschen

Zubereitungszeit: 10 Minuten Garzeit: 20 Minuten Portionen: 4

Zutaten:

- ½ Tasse) Zucker
- ¼ Tasse Honig
- 1/3 Tasse Balsamico-Essig
- 1 Teelöffel Knoblauch, gehackt
- 1 Esslöffel Ingwer, gerieben
- 1 Teelöffel Kreuzkümmel, gemahlen
- ½ Teelöffel Nelke, gemahlen
- ½ Teelöffel Zimtpulver
- 4 Salbeiblätter, gehackt
- 1 Jalapeno, gehackt
- 2 Tassen Rhabarber, in Scheiben geschnitten
- ½ Tasse gelbe Zwiebel, gehackt
- 2 Tassen Kirschen, entkernt
- 4 Entenbrüste, ohne Knochen, Haut an und geritzt
- Salz und schwarzer Pfeffer nach Geschmack

Richtungen:

1. Würzen Sie die Entenbrust mit Salz und Pfeffer, legen Sie sie in Ihre Luftfritteuse und kochen Sie sie auf jeder Seite 5 Minuten lang bei 350 Grad Fahrenheit.

2. In der Zwischenzeit eine Pfanne bei mittlerer Hitze erhitzen, Zucker, Honig, Essig, Knoblauch, Ingwer, Kreuzkümmel, Nelke, Zimt, Salbei, Jalapeno, Rhabarber, Zwiebel und Kirschen hinzufügen, umrühren, zum Kochen bringen und 10 Minuten kochen lassen.

3. Entenbrust hinzufügen, gut umrühren, alles auf Teller verteilen und servieren.

Genießen!

Ernährung: Kalorien 456, Fett 13, Ballaststoffe 4, Kohlenhydrate 64, Protein 31

Leichte Entenbrüste

Zubereitungszeit: 10 Minuten Garzeit: 15 Minuten Portionen: 4

Zutaten:

- 4 Entenbrüste, ohne Haut und ohne Knochen
- 4 Knoblauchzehen, geschält, Spitzen abgeschnitten und geviertelt
- 2 Esslöffel Zitronensaft
- Salz und schwarzer Pfeffer nach Geschmack
- ½ Teelöffel Zitronenpfeffer
- 1 und ½ Esslöffel Olivenöl

Richtungen:

1. In einer Schüssel Entenbrust mit Knoblauch, Zitronensaft, Salz, Pfeffer, Zitronenpfeffer und Olivenöl mischen und alles wegwerfen.

2. Übertragen Sie Ente und Knoblauch in Ihre Luftfritteuse und kochen Sie sie 15 Minuten lang bei 350 Grad Fahrenheit.

3. Entenbrust und Knoblauch auf Teller verteilen und servieren.

Genießen!

Ernährung: Kalorien 200, Fett 7, Faser 1, Kohlenhydrate 11, Protein 17

Enten-Tee-Sauce

Zubereitungszeit: 10 Minuten Garzeit: 20 Minuten Portionen: 4

Zutaten:

- 2 Entenbrusthälften ohne Knochen
- 2 und ¼ Tasse Hühnerbrühe
- ¾ Tasse Schalotte, gehackt
- 1 und ½ Tasse Orangensaft
- Salz und schwarzer Pfeffer nach Geschmack
- 3 Teelöffel Earl Grey Teeblätter
- 3 Esslöffel Butter, geschmolzen
- 1 Esslöffel Honig

Richtungen:

1. Entenbrusthälften mit Salz und Pfeffer würzen, in eine vorgeheizte Luftfritteuse geben und 10 Minuten bei 360 Grad Celsius kochen.

2. In der Zwischenzeit eine Pfanne mit der Butter bei mittlerer Hitze erhitzen, Schalotten hinzufügen, umrühren und 2-3 Minuten kochen lassen.

3. Brühe hinzufügen, umrühren und eine weitere Minute kochen lassen.

4. Orangensaft, Teeblätter und Honig hinzufügen, umrühren, weitere 2-3 Minuten kochen lassen und in eine Schüssel geben.

5. Ente auf Teller verteilen, Teesauce darüber träufeln und servieren.

Genießen!

Ernährung: Kalorien 228, Fett 11, Ballaststoffe 2, Kohlenhydrate 20, Protein 12

Richtungen:

1. Eine Pfanne mit dem Passionsfruchtfleisch bei mittlerer Hitze erhitzen, Whisky, Sternanis, Ahornsirup und Schnittlauch hinzufügen, gut umrühren, 5-6 Minuten köcheln lassen und die Hitze abnehmen.

2. Würzen Sie das Huhn mit Salz und Pfeffer, legen Sie es in eine vorgeheizte Luftfritteuse und kochen Sie es 10 Minuten lang bei 360 Grad Fahrenheit.

3. Das Huhn auf Teller verteilen, die Sauce etwas erhitzen, über das Huhn träufeln und servieren.

Genießen!

Ernährung: Kalorien 374, Fett 8, Ballaststoffe 22, Kohlenhydrate 34, Protein 37

Hähnchenbrust und BBQ Chili Sauce

Zubereitungszeit: 10 Minuten Garzeit: 20 Minuten Portionen: 6

Zutaten:

- 2 Tassen Chilisauce
- 2 Tassen Ketchup
- 1 Tasse Birnengelee
- ¼ Tasse Honig
- ½ Teelöffel Flüssigrauch
- 1 Teelöffel Chilipulver
- 1 Teelöffel Senfpulver
- 1 Teelöffel süßer Paprika
- Salz und schwarzer Pfeffer nach Geschmack
- 1 Teelöffel Knoblauchpulver
- 6 Hähnchenbrust, ohne Haut und ohne Knochen

Richtungen:

1. Hähnchenbrust mit Salz und Pfeffer würzen, in eine vorgeheizte Luftfritteuse geben und 10 Minuten bei 350 Grad Celsius kochen.

2. In der Zwischenzeit eine Pfanne mit der Chilisauce bei mittlerer Hitze erhitzen, Ketchup, Birnengelee, Honig, Flüssigrauch, Chilipulver, Senfpulver, süßen Paprika, Salz, Pfeffer und Knoblauchpulver hinzufügen, umrühren, zum Kochen bringen und kochen für 10 Minuten.

3. Luft gebratene Hähnchenbrust hinzufügen, gut umrühren, auf Teller verteilen und servieren.

Genießen!

Ernährung: Kalorien 473, Fett 13, Faser 7, Kohlenhydrate 39, Protein 33

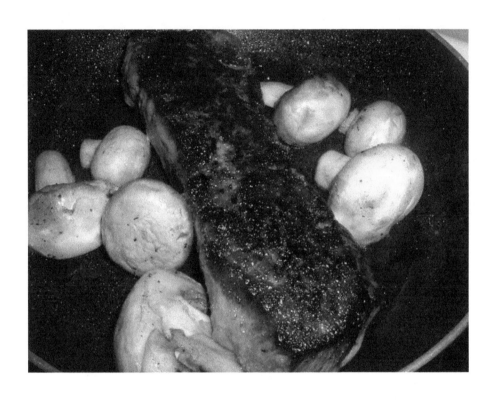

Entenbrust und Mangomischung

Zubereitungszeit: 1 Stunde Garzeit: 10 Minuten Portionen: 4

Zutaten:

- 4 Entenbrüste
- 1 ½ Esslöffel Zitronengras, gehackt
- 3 Esslöffel Zitronensaft
- 2 Esslöffel Olivenöl
- Salz und schwarzer Pfeffer nach Geschmack
- 3 gehackte Knoblauchzehen

Für die Mangomischung:

- 1 Mango, geschält und gehackt
- 1 Esslöffel Koriander, gehackt
- 1 rote Zwiebel, gehackt
- 1 Esslöffel süße Chilisauce
- 1 und ½ Esslöffel Zitronensaft
- 1 Teelöffel Ingwer, gerieben
- ¾ Teelöffel Zucker

Richtungen:

1. In einer Schüssel Entenbrust mit Salz, Pfeffer, Zitronengras, 3 Esslöffel Zitronensaft, Olivenöl und Knoblauch mischen, gut umrühren, 1 Stunde im Kühlschrank aufbewahren, in die Luftfritteuse geben und 10 Minuten bei 360 ° F kochen. einmal umdrehen.
2. In einer Schüssel Mango mit Koriander, Zwiebel, Chilisauce, Zitronensaft, Ingwer und Zucker mischen und gut verrühren.
3. Ente auf Teller verteilen, Mangomischung dazugeben und servieren.

Genießen!

Ernährung: Kalorien 465, Fett 11, Ballaststoffe 4, Kohlenhydrate 29, Protein 38

Schneller cremiger Hühnerauflauf

Zubereitungszeit: 10 Minuten Garzeit: 12 Minuten Portionen: 4

Zutaten:

- 10 Unzen Spinat, gehackt
- 4 Esslöffel Butter
- 3 Esslöffel Mehl
- 1 und ½ Tassen Milch
- ½ Tasse Parmesan, gerieben
- ½ Tasse Sahne
- Salz und schwarzer Pfeffer nach Geschmack
- 2 Tasse Hähnchenbrust, ohne Haut, ohne Knochen und gewürfelt
- 1 Tasse Semmelbrösel

Richtungen:

1. Eine Pfanne mit der Butter bei mittlerer Hitze erhitzen, Mehl hinzufügen und gut umrühren.
2. Milch, Sahne und Parmesan hinzufügen, gut umrühren, noch 1-2 Minuten kochen lassen und Hitze abnehmen.

3. In einer Pfanne, die zu Ihrer Luftfritteuse passt, Hühnchen und Spinat verteilen.

4. Salz und Pfeffer hinzufügen und werfen.

5. Fügen Sie die Sahnemischung hinzu und verteilen Sie sie, streuen Sie die Semmelbrösel darüber, geben Sie sie in Ihre Luftfritteuse und kochen Sie sie 12 Minuten lang bei 350 ° C.

6. Hähnchen-Spinat-Mischung auf Teller verteilen und servieren.

Genießen!

Ernährung: Kalorien 321, Fett 9, Ballaststoffe 12, Kohlenhydrate 22, Protein 17

Huhn und Pfirsiche

Zubereitungszeit: 10 Minuten Garzeit: 30 Minuten Portionen: 6

Zutaten:

- 1 ganzes Huhn, in mittlere Stücke geschnitten
- ¾ Tasse Wasser
- 1/3 Tasse Honig
- Salz und schwarzer Pfeffer nach Geschmack
- ¼ Tasse Olivenöl
- 4 Pfirsiche, halbiert

Richtungen:

1. Das Wasser in einen Topf geben, bei mittlerer Hitze zum Kochen bringen, Honig hinzufügen, gut verquirlen und beiseite stellen.
2. Reiben Sie die Hühnchenstücke mit dem Öl ein, würzen Sie sie mit Salz und Pfeffer, legen Sie sie in den Korb Ihrer Luftfritteuse und kochen Sie sie 10 Minuten lang bei 350 Grad Fahrenheit.
3. Das Huhn mit etwas Honigmischung bestreichen, weitere 6 Minuten kochen lassen, erneut umdrehen,

noch einmal mit der Honigmischung bestreichen und weitere 7 Minuten kochen.

4. Hähnchenstücke auf Teller verteilen und warm halten.

5. Pfirsiche mit den Resten der Honigmarinade bestreichen, in die Luftfritteuse legen und 3 Minuten kochen lassen.

6. Auf Teller neben Hühnchenstücken verteilen und servieren.

Genießen!

Ernährung: Kalorien 430, Fett 14, Ballaststoffe 3, Kohlenhydrate 15, Protein 20

Tee glasiertes Huhn

Zubereitungszeit: 10 Minuten Garzeit: 30 Minuten Portionen: 6

Zutaten:

- ½ Tasse Aprikosenkonserven
- ½ Tasse Ananaskonserven
- 6 Hähnchenschenkel
- 1 Tasse heißes Wasser
- 6 schwarze Teebeutel
- 1 Esslöffel Sojasauce
- 1 Zwiebel, gehackt
- ¼ Teelöffel rote Pfefferflocken
- 1 Esslöffel Olivenöl
- Salz und schwarzer Pfeffer nach Geschmack
- 6 Hähnchenschenkel

Richtungen:

1. Das heiße Wasser in eine Schüssel geben, Teebeutel hinzufügen, 10 Minuten abgedeckt beiseite stellen, Beutel am Ende wegwerfen und Tee in eine andere Schüssel geben.

2. Fügen Sie Sojasauce, Pfefferflocken, Aprikosen- und Ananaskonserven hinzu, verquirlen Sie gut und nehmen Sie die Hitze ab.
3. Würzen Sie das Huhn mit Salz und Pfeffer, reiben Sie es mit Öl ein, legen Sie es in Ihre Luftfritteuse und kochen Sie es 5 Minuten lang bei 350 Grad Fahrenheit.
4. Verteilen Sie die Zwiebel auf dem Boden einer Auflaufform, die zu Ihrer Luftfritteuse passt, fügen Sie Hühnchenstücke hinzu, beträufeln Sie die Teeglasur darüber, geben Sie sie in Ihre Luftfritteuse und kochen Sie sie 25 Minuten lang bei 320 Grad Fahrenheit.
5. Alles auf Teller verteilen und servieren.

Genießen!

Ernährung: Kalorien 298, Fett 14, Faser 1, Kohlenhydrate 14, Protein 30

Hühnchen-Radieschen-Mix

Zubereitungszeit: 10 Minuten Garzeit: 30 Minuten Portionen: 4

Zutaten:

- 4 Hühnersachen, mit Knochen
- Salz und schwarzer Pfeffer nach Geschmack
- 1 Esslöffel Olivenöl
- 1 Tasse Hühnerbrühe
- 6 Radieschen, halbiert
- 1 Teelöffel Zucker
- 3 Karotten, in dünne Stangen geschnitten
- 2 Esslöffel Schnittlauch, gehackt

Richtungen:

1. Erhitzen Sie eine Pfanne, die zu Ihrer Luftfritteuse passt, bei mittlerer Hitze, fügen Sie Brühe, Karotten, Zucker und Radieschen hinzu, rühren Sie sie vorsichtig um, reduzieren Sie die Hitze auf mittel, decken Sie den Topf teilweise ab und köcheln Sie 20 Minuten lang.
2. Reiben Sie das Huhn mit Olivenöl ein, würzen Sie es mit Salz und Pfeffer, legen Sie es in Ihre Luftfritteuse und kochen Sie es 4 Minuten lang bei 350 Grad Fahrenheit.
3. Fügen Sie Huhn zur Radieschenmischung hinzu, werfen Sie, werfen Sie alles in Ihre Luftfritteuse, kochen Sie für 4 Minuten mehr, teilen Sie auf Teller und servieren Sie.

Genießen!

Ernährung: Kalorien 237, Fett 10, Ballaststoffe 4, Kohlenhydrate 19, Protein 29

Air Fryer Fleisch Rezepte

Aromatisiertes Rib Eye Steak

Zubereitungszeit: 10 Minuten Garzeit: 20 Minuten Portionen: 4

Zutaten:

- 2 Pfund Rib-Eye-Steak
- Salz und schwarzer Pfeffer nach Geschmack
- 1 Esslöffel Olivenöl

Für die Reibung:

- 3 Esslöffel süßer Paprika
- 2 Esslöffel Zwiebelpulver
- 2 Esslöffel Knoblauchpulver
- 1 Esslöffel brauner Zucker
- 2 Esslöffel Oregano, getrocknet
- 1 Esslöffel Kreuzkümmel, gemahlen
- 1 Esslöffel Rosmarin, getrocknet

Richtungen:

1. Mischen Sie in einer Schüssel Paprika mit Zwiebel-Knoblauch-Pulver, Zucker, Oregano, Rosmarin, Salz, Pfeffer und Kreuzkümmel, rühren Sie das Steak um und reiben Sie es mit dieser Mischung ein.

2. Würzen Sie das Steak mit Salz und Pfeffer, reiben Sie es erneut mit dem Öl ein, legen Sie es in Ihre Luftfritteuse und kochen Sie es 20 Minuten lang bei 400 Grad Fahrenheit.

3. Das Steak auf ein Schneidebrett geben, in Scheiben schneiden und mit einem Beilagensalat servieren.

Genießen!

Ernährung: Kalorien 320, Fett 8, Ballaststoffe 7, Kohlenhydrate 22, Protein 21

Chinesisches Steak und Brokkoli

Zubereitungszeit: 45 Minuten Garzeit: 12 Minuten Portionen: 4

Zutaten:

- ¾ Pfund rundes Steak, in Streifen schneiden
- 1 Pfund Brokkoliröschen
- 1/3 Tasse Austernsauce
- 2 Teelöffel Sesamöl
- 1 Teelöffel Sojasauce
- 1 Teelöffel Zucker
- 1/3 Tasse Sherry
- 1 Esslöffel Olivenöl
- 1 Knoblauchzehe, gehackt

Richtungen:

1. In einer Schüssel Sesamöl mit Austernsauce, Sojasauce, Sherry und Zucker mischen, gut umrühren, Rindfleisch hinzufügen, werfen und 30 Minuten ruhen lassen.

2. Übertragen Sie Rindfleisch in eine Pfanne, die zu Ihrer Luftfritteuse passt, fügen Sie auch Brokkoli, Knoblauch und Öl hinzu, werfen Sie alles und kochen Sie es 12 Minuten lang bei 38 ° C.

3. Auf Teller verteilen und servieren.

Genießen!

Ernährung: Kalorien 330, Fett 12, Ballaststoffe 7, Kohlenhydrate 23, Protein 23

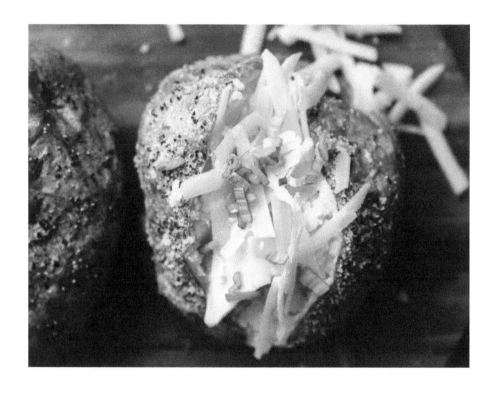

Provenzales Schweinefleisch

Zubereitungszeit: 10 Minuten Garzeit: 15 Minuten Portionen: 2

Zutaten:

- 1 rote Zwiebel, in Scheiben geschnitten
- 1 gelbe Paprika, in Streifen geschnitten
- 1 grüne Paprika, in Streifen geschnitten
- Salz und schwarzer Pfeffer nach Geschmack
- 2 Teelöffel provenzalische Kräuter
- ½ Esslöffel Senf
- 1 Esslöffel Olivenöl
- 7 Unzen Schweinefilet

Richtungen:

1. In einer Auflaufform, die zu Ihrer Luftfritteuse passt, gelben Paprika mit grünem Paprika, Zwiebeln, Salz, Pfeffer, provenzalischen Kräutern und der Hälfte des Öls mischen und gut verrühren.

2. Das Schweinefleisch mit Salz, Pfeffer, Senf und dem Rest des Öls würzen, gut umrühren und zum Gemüse geben.

3. Stellen Sie alles in Ihre Luftfritteuse, kochen Sie es 15 Minuten lang bei 370 Grad Fahrenheit, verteilen Sie es auf Teller und servieren Sie es.

Genießen!

Ernährung: Kalorien 300, Fett 8, Ballaststoffe 7, Kohlenhydrate 21, Protein 23

Beef S Ausflüge mit Erbsen und Pilzen

Zubereitungszeit: 10 Minuten Garzeit: 22 Minuten Portionen: 2

Zutaten:

- 2 Rindersteaks in Streifen schneiden
- Salz und schwarzer Pfeffer nach Geschmack
- 7 Unzen Schneeerbsen
- 8 Unzen weiße Pilze, halbiert
- 1 gelbe Zwiebel, in Ringe geschnitten
- 2 Esslöffel Sojasauce
- 1 Teelöffel Olivenöl

Richtungen:

1. In einer Schüssel Olivenöl mit Sojasauce mischen, verquirlen, Rindfleischstreifen hinzufügen und verrühren.

2. Mischen Sie in einer anderen Schüssel Erbsen, Zwiebeln und Pilze mit Salz, Pfeffer und dem Öl, werfen Sie sie gut um, geben Sie sie in eine Pfanne, die zu Ihrer Luftfritteuse passt, und kochen Sie sie 16 Minuten lang bei 350 Grad Fahrenheit.

3. Fügen Sie Rindfleischstreifen ebenfalls zur Pfanne hinzu und kochen Sie weitere 6 Minuten bei 400 Grad Fahrenheit.

4. Alles auf Teller verteilen und servieren.

Genießen!

Ernährung: Kalorien 235, Fett 8, Ballaststoffe 2, Kohlenhydrate 22, Protein 24

Knoblauch Lammkoteletts

Zubereitungszeit: 10 Minuten Garzeit: 10 Minuten Portionen: 4

Zutaten:

- 3 Esslöffel Olivenöl
- 8 Lammkoteletts
- Salz und schwarzer Pfeffer nach Geschmack
- 4 gehackte Knoblauchzehen
- 1 Esslöffel Oregano, gehackt
- 1 Esslöffel Koriander, gehackt

Richtungen:

1. In einer Schüssel Oregano mit Salz, Pfeffer, Öl, Knoblauch und Lammkoteletts mischen und zum Überziehen werfen.

2. Übertragen Sie Lammkoteletts in Ihre Luftfritteuse und kochen Sie sie 10 Minuten lang bei 400 Grad Fahrenheit.

3. Lammkoteletts auf Teller verteilen und mit einem Beilagensalat servieren.

Genießen!

Ernährung: Kalorien 231, Fett 7, Ballaststoffe 5, Kohlenhydrate 14, Protein 23

Knuspriges Lamm

Zubereitungszeit: 10 Minuten Garzeit: 30 Minuten Portionen: 4

Zutaten:

- 1 Esslöffel Semmelbrösel
- 2 Esslöffel Macadamianüsse, geröstet und zerkleinert
- 1 Esslöffel Olivenöl
- 1 Knoblauchzehe, gehackt
- 28 Unzen Lammkarree
- Salz und schwarzer Pfeffer nach Geschmack
- 1 Ei,
- 1 Esslöffel Rosmarin, gehackt

Richtungen:

1. In einer Schüssel Öl mit Knoblauch mischen und gut umrühren.

2. Lammfleisch mit Salz, Pfeffer würzen und mit dem Öl bestreichen.

3. In einer anderen Schüssel Nüsse mit Semmelbröseln und Rosmarin mischen.

4. Das Ei in eine separate Schüssel geben und gut verquirlen.

5. Tauchen Sie Lammfleisch in Ei, dann in Macadamia-Mix, legen Sie es in den Korb Ihrer Luftfritteuse, kochen Sie es bei 360 ° F und kochen Sie es 25 Minuten lang, erhöhen Sie die Hitze auf 400 ° F und kochen Sie es weitere 5 Minuten lang.

6. Auf Teller verteilen und sofort servieren.

Genießen!

Ernährung: Kalorien 230, Fett 2, Ballaststoffe 2, Kohlenhydrate 10, Protein 12

Indisches Schweinefleisch

Zubereitungszeit: 35 Minuten Garzeit: 10 Minuten Portionen: 4

Zutaten:

- 1 Teelöffel Ingwerpulver
- 2 Teelöffel Chilipaste
- 2 gehackte Knoblauchzehen
- 14 Unzen Schweinekoteletts, gewürfelt
- 1 Schalotte, gehackt
- 1 Teelöffel Koriander, gemahlen
- 7 Unzen Kokosmilch
- 2 Esslöffel Olivenöl
- 3 Unzen Erdnüsse, gemahlen
- 3 Esslöffel Sojasauce
- Salz und schwarzer Pfeffer nach Geschmack

Rinderfilets mit Knoblauch Mayo

Zubereitungszeit: 10 Minuten Garzeit: 40 Minuten Portionen: 8

Zutaten:

- 1 Tasse Mayonnaise
- 1/3 Tasse saure Sahne
- 2 gehackte Knoblauchzehen
- 3 Pfund Rinderfilet
- 2 Esslöffel Schnittlauch, gehackt
- 2 Esslöffel Senf
- 2 Esslöffel Senf
- ¼ Tasse Estragon, gehackt
- Salz und schwarzer Pfeffer nach Geschmack

Richtungen:

1. Würzen Sie das Rindfleisch mit Salz und Pfeffer nach Geschmack, legen Sie es in Ihre Luftfritteuse, kochen Sie es 20 Minuten lang bei 370 Grad Fahrenheit, geben Sie es auf einen Teller und lassen Sie es einige Minuten lang beiseite.

2. In einer Schüssel Knoblauch mit Sauerrahm, Schnittlauch, Mayo, etwas Salz und Pfeffer mischen, verquirlen und beiseite stellen.

3. Mischen Sie in einer anderen Schüssel Senf mit Dijon-Senf und Estragon, verquirlen Sie, fügen Sie Rindfleisch hinzu, werfen Sie, kehren Sie zu Ihrer Luftfritteuse zurück und kochen Sie weitere 20 Minuten bei 350 Grad Fahrenheit.

4. Das Rindfleisch auf Teller verteilen, Knoblauchmayo darauf verteilen und servieren.

Genießen!

Ernährung: Kalorien 400, Fett 12, Ballaststoffe 2, Kohlenhydrate 27, Protein 19

Senf Marina Ted Beef

Zubereitungszeit: 10 Minuten Garzeit: 45 Minuten Portionen: 6

Zutaten:

- 6 Speckstreifen
- 2 Esslöffel Butter
- 3 gehackte Knoblauchzehen
- Salz und schwarzer Pfeffer nach Geschmack
- 1 Esslöffel Meerrettich
- 1 Esslöffel Senf
- 3 Pfund Rinderbraten
- 1 und ¾ Tasse Rinderbrühe
- ¾ Tasse Rotwein

Richtungen:

1. In einer Schüssel Butter mit Senf, Knoblauch, Salz, Pfeffer und Meerrettich mischen, Rindfleisch mit dieser Mischung verquirlen und einreiben.
2. Ordnen Sie die Speckstreifen auf einem Schneidebrett an, legen Sie das Rindfleisch darauf, falten Sie den Speck um das Rindfleisch, geben Sie es in den Korb

Ihrer Luftfritteuse, kochen Sie es 15 Minuten lang bei 400 Grad Fahrenheit und geben Sie es in eine Pfanne, die zu Ihrer Fritteuse passt.

3. Fügen Sie Brühe und Wein zum Rindfleisch hinzu, geben Sie die Pfanne in Ihre Luftfritteuse und kochen Sie weitere 30 Minuten bei 360 Grad Fahrenheit.

4. Rindfleisch schnitzen, auf Teller verteilen und mit einem Beilagensalat servieren.

Genießen!

Ernährung: Kalorien 500, Fett 9, Ballaststoffe 4, Kohlenhydrate 29, Protein 36

Cremiges Schweinefleisch

Zubereitungszeit: 10 Minuten Garzeit: 22 Minuten Portionen: 6

Zutaten:

- 2 Pfund Schweinefleisch, ohne Knochen und gewürfelt
- 2 gelbe Zwiebeln, gehackt
- 1 Esslöffel Olivenöl
- 1 Knoblauchzehe, gehackt
- 3 Tassen Hühnerbrühe
- 2 Esslöffel süßer Paprika
- Salz und schwarzer Pfeffer nach Geschmack
- 2 Esslöffel Weißmehl
- 1 und ½ Tassen saure Sahne
- 2 Esslöffel Dill, gehackt

Richtungen:

1. In einer Pfanne, die zu Ihrer Luftfritteuse passt, mischen Sie Schweinefleisch mit Salz, Pfeffer und Öl, werfen Sie es, geben Sie es in Ihre Luftfritteuse und kochen Sie es 7 Minuten lang bei 360 Grad Fahrenheit.

2. Fügen Sie Zwiebel, Knoblauch, Brühe, Paprika, Mehl, saure Sahne und Dill hinzu, werfen Sie und kochen Sie bei 370 Grad F für weitere 15 Minuten.
3. Alles auf Teller verteilen und sofort servieren.

Genießen!

Ernährung: Kalorien 300, Fett 4, Ballaststoffe 10, Kohlenhydrate 26, Protein 34

Marinierte Schweinekoteletts und Zwiebeln

Zubereitungszeit: 24 Stunden Garzeit: 25 Minuten Portionen: 6

Zutaten:

- 2 Schweinekoteletts
- ¼ Tasse Olivenöl
- 2 gelbe Zwiebeln, in Scheiben geschnitten
- 2 gehackte Knoblauchzehen
- 2 Teelöffel Senf
- 1 Teelöffel süßer Paprika
- Salz und schwarzer Pfeffer nach Geschmack
- ½ Teelöffel Oregano, getrocknet
- ½ Teelöffel Thymian, getrocknet
- Eine Prise Cayennepfeffer

Richtungen:

1. In einer Schüssel Öl mit Knoblauch, Senf, Paprika, schwarzem Pfeffer, Oregano, Thymian und Cayennepfeffer mischen und gut verquirlen.

2. Zwiebeln mit Fleisch-Senf-Mischung vermischen, zum Überziehen werfen, abdecken und 1 Tag im Kühlschrank aufbewahren.

3. Übertragen Sie die Mischung aus Fleisch und Zwiebeln in eine Pfanne, die zu Ihrer Luftfritteuse passt, und kochen Sie sie 25 Minuten lang bei 30 ° C.

4. Alles auf Teller verteilen und servieren.

Genießen!

Ernährung: Kalorien 384, Fett 4, Ballaststoffe 4, Kohlenhydrate 17, Protein 25

Oregano, Salz und Pfeffer nach Geschmack mischen, gut verquirlen, Schweinelende hinzufügen, gut umrühren und 1 Stunde ruhen lassen.

2. Übertragen Sie alles in eine Pfanne, die zu Ihrer Luftfritteuse passt, und kochen Sie es 35 Minuten lang bei 37 ° C.

3. Auf Teller verteilen und mit Couscous an der Seite servieren.

Genießen!

Ernährung: Kalorien 310, Fett 4, Ballaststoffe 6, Kohlenhydrate 37, Protein 34

Einfache luftgebratene Schweineschulter

Zubereitungszeit: 30 Minuten Garzeit: 1 Stunde und 20 Minuten Portionen: 6

Zutaten:

- 3 Esslöffel Knoblauch, gehackt
- 3 Esslöffel Olivenöl
- 4 Pfund Schweineschulter
- Salz und schwarzer Pfeffer nach Geschmack

Richtungen:

1. In einer Schüssel Olivenöl mit Salz, Pfeffer und Öl mischen, gut verquirlen und die Schweineschulter mit dieser Mischung bestreichen.

2. In eine vorgeheizte Luftfritteuse geben und 10 Minuten bei 390 Grad Celsius kochen lassen.

3. Reduzieren Sie die Hitze auf 300 Grad Fahrenheit und braten Sie Schweinefleisch 1 Stunde und 10 Minuten lang.

4. Schweineschulter in Scheiben schneiden, auf Teller verteilen und mit einem Beilagensalat servieren.

Genießen!

Ernährung: Kalorien 221, Fett 4, Ballaststoffe 4, Kohlenhydrate 7, Protein 10

Schweinebraten mit Fenchelgeschmack

Zubereitungszeit: 10 Minuten Garzeit: 1 Stunde Portionen: 10

Zutaten:

- 5 und ½ Pfund Schweinelendenbraten, geschnitten
- Salz und schwarzer Pfeffer nach Geschmack
- 3 gehackte Knoblauchzehen
- 2 Esslöffel Rosmarin, gehackt
- 1 Teelöffel Fenchel, gemahlen
- 1 Esslöffel Fenchelsamen
- 2 Teelöffel roter Pfeffer, zerkleinert
- ¼ Tasse Olivenöl

Richtungen:

1. Mischen Sie in Ihrer Küchenmaschine Knoblauch mit Fenchelsamen, Fenchel, Rosmarin, rotem Pfeffer, etwas schwarzem Pfeffer und dem Olivenöl und mischen Sie, bis Sie eine Paste erhalten.

2. Verteilen Sie 2 Esslöffel Knoblauchpaste auf der Schweinelende, reiben Sie sie gut ein, würzen Sie sie mit Salz und Pfeffer, geben Sie sie in Ihre vorgeheizte Luftfritteuse und kochen Sie sie 30 Minuten lang bei 350 Grad Fahrenheit.

3. Reduzieren Sie die Hitze auf 300 Grad Fahrenheit und kochen Sie weitere 15 Minuten.

4. Schweinefleisch in Scheiben schneiden, auf Teller verteilen und servieren.

Genießen!

Ernährung: Kalorien 300, Fett 14, Ballaststoffe 9, Kohlenhydrate 26, Protein 22

Rinderbrust und Zwiebelsauce

Zubereitungszeit: 10 Minuten Garzeit: 2 Stunden Portionen: 6

Zutaten:

- 1 Pfund gelbe Zwiebel, gehackt
- 4 Pfund Rinderbrust
- 1 Pfund Karotte, gehackt
- 8 Earl Grey Teebeutel
- ½ Pfund Sellerie, gehackt
- Salz und schwarzer Pfeffer nach Geschmack
- 4 Tassen Wasser

Für die Soße:

- 16 Unzen Tomatenkonserven, gehackt
- ½ Pfund Sellerie, gehackt
- 1 Unze Knoblauch, gehackt
- 4 Unzen Pflanzenöl
- 1 Pfund süße Zwiebel, gehackt
- 1 Tasse brauner Zucker
- 8 Earl Grey Teebeutel
- 1 Tasse weißer Essig

Richtungen:

1. Geben Sie das Wasser in eine hitzebeständige Schüssel, die zu Ihrer Luftfritteuse passt, fügen Sie 1 Pfund Zwiebel, 1 Pfund Karotte, ½ Pfund Sellerie, Salz und Pfeffer hinzu, rühren Sie um und bringen Sie es bei mittlerer Hitze zum Kochen.

2. Fügen Sie Rinderbrust und 8 Teebeutel hinzu, rühren Sie um, geben Sie sie in Ihre Luftfritteuse und kochen Sie sie 1 Stunde und 30 Minuten lang bei 300 ° C.

3. In der Zwischenzeit eine Pfanne mit dem Pflanzenöl bei mittlerer Hitze erhitzen, 1 Pfund Zwiebel hinzufügen, umrühren und 10 Minuten anbraten.

4. Knoblauch, ½ Pfund Sellerie, Tomaten, Zucker, Essig, Salz, Pfeffer und 8 Teebeutel hinzufügen, umrühren, zum Kochen bringen, 10 Minuten kochen lassen und Teebeutel wegwerfen.

5. Rinderbrust auf ein Schneidebrett geben, in Scheiben schneiden, auf Teller verteilen, Zwiebelsauce darüber träufeln und servieren.

Genießen!

Ernährung: Kalorien 400, Fett 12, Ballaststoffe 4, Kohlenhydrate 38, Protein 34

Marinade mit Rindfleisch und Frühlingszwiebeln

Zubereitungszeit: 10 Minuten Garzeit: 20 Minuten Portionen: 4

Zutaten:

- 1 Tasse Frühlingszwiebel, gehackt
- 1 Tasse Sojasauce
- ½ Tasse Wasser
- ¼ Tasse brauner Zucker
- ¼ Tasse Sesam
- 5 Knoblauchzehen, gehackt
- 1 Teelöffel schwarzer Pfeffer
- 1 Pfund mageres Rindfleisch

Richtungen:

1. In einer Schüssel Zwiebel mit Sojasauce, Wasser, Zucker, Knoblauch, Sesam und Pfeffer mischen, verquirlen, Fleisch hinzufügen, werfen und 10 Minuten ruhen lassen.
2. Lassen Sie das Rindfleisch abtropfen, geben Sie es in Ihre vorgeheizte Luftfritteuse und kochen Sie es 20 Minuten lang bei 390 Grad Fahrenheit.
3. In Scheiben schneiden, auf Teller verteilen und mit einem Beilagensalat servieren.

Genießen!

Ernährung: Kalorien 329, Fett 8, Ballaststoffe 12, Kohlenhydrate 26, Protein 22

Knoblauch und Paprika Rindfleisch

Zubereitungszeit: 30 Minuten Garzeit: 30 Minuten Portionen: 4

Zutaten:

- 11 Unzen Steakfilets, in Scheiben geschnitten
- 4 gehackte Knoblauchzehen
- 2 Esslöffel Olivenöl
- 1 rote Paprika, in Streifen geschnitten
- Schwarzer Pfeffer nach Geschmack
- 1 Esslöffel Zucker
- 2 Esslöffel Fischsauce
- 2 Teelöffel Maismehl
- ½ Tasse Rinderbrühe
- 4 Frühlingszwiebeln, in Scheiben geschnitten

Richtungen:

1. In einer Pfanne, die zu Ihrer Luftfritteuse passt, Rindfleisch mit Öl, Knoblauch, schwarzem Pfeffer und Paprika mischen, umrühren, abdecken und 30 Minuten im Kühlschrank aufbewahren.

2. Stellen Sie die Pfanne in Ihre vorgeheizte Luftfritteuse und kochen Sie sie 14 Minuten lang bei 360 Grad Fahrenheit.

3. In einer Schüssel Zucker mit Fischsauce mischen, gut umrühren, über Rindfleisch gießen und weitere 7 Minuten bei 360 Grad Celsius kochen.

4. Fügen Sie Brühe mit Maismehl und Frühlingszwiebeln gemischt hinzu, werfen Sie und kochen Sie bei 370 Grad F für weitere 7 Minuten.

5. Alles auf Teller verteilen und servieren.

Genießen!

Ernährung: Kalorien 343, Fett 3, Ballaststoffe 12, Kohlenhydrate 26, Protein 38

Mariniertes Lamm und Gemüse

Zubereitungszeit: 10 Minuten Garzeit: 30 Minuten Portionen: 4

Zutaten:

- 1 Karotte, gehackt
- 1 Zwiebel, in Scheiben geschnitten
- ½ Esslöffel Olivenöl
- 3 Unzen Sojasprossen
- 8 Unzen Lammlende, in Scheiben geschnitten

Für die Marinade:

- 1 Knoblauchzehe, gehackt
- ½ Apfel, gerieben
- Salz und schwarzer Pfeffer nach Geschmack
- 1 kleine gelbe Zwiebel, gerieben
- 1 Esslöffel Ingwer, gerieben
- 5 Esslöffel Sojasauce
- 1 Esslöffel Zucker
- 2 Esslöffel Orangensaft

Richtungen:

1. In einer Schüssel 1 geriebene Zwiebel mit Apfel, Knoblauch, 1 Esslöffel Ingwer, Sojasauce, Orangensaft, Zucker und schwarzem Pfeffer mischen, gut verquirlen, Lammfleisch hinzufügen und 10 Minuten ruhen lassen.

2. Erhitzen Sie eine Pfanne, die zu Ihrer Luftfritteuse passt, mit dem Olivenöl bei mittlerer Hitze, fügen Sie 1 geschnittene Zwiebel, Karotten und Sojasprossen hinzu, rühren Sie um und kochen Sie sie 3 Minuten lang.

3. Fügen Sie Lammfleisch und Marinade hinzu, stellen Sie die Pfanne in Ihre vorgeheizte Luftfritteuse und kochen Sie sie 25 Minuten lang bei 360 Grad Fahrenheit.

4. Alles in Schalen teilen und servieren.

Genießen!

Ernährung: Kalorien 265, Fett 3, Faser 7, Kohlenhydrate 18, Protein 22

Cremiges Lamm

Zubereitungszeit: 3 Stunden Garzeit: 1 Stunde Portionen: 8

Zutaten:

- 5 Pfund Lammkeule
- 2 Tassen fettarme Buttermilch
- 2 Esslöffel Senf
- ½ Tasse Butter
- 2 Esslöffel Basilikum, gehackt
- 2 Esslöffel Tomatenmark
- 2 gehackte Knoblauchzehen
- Salz und schwarzer Pfeffer nach Geschmack
- 1 Tasse Weißwein
- 1 Esslöffel Maisstärke gemischt mit 1 Esslöffel Wasser
- ½ Tasse saure Sahne

Richtungen:

1. Lammbraten in eine große Schüssel geben, Buttermilch hinzufügen, zum Überziehen werfen, abdecken und 24 Stunden im Kühlschrank aufbewahren.
2. Pat trockenes Lamm und legen Sie in eine Pfanne, die zu Ihrer Luftfritteuse passt.
3. Mischen Sie in einer Schüssel Butter mit Tomatenmark, Senf, Basilikum, Rosmarin, Salz, Pfeffer und Knoblauch, verquirlen Sie sie gut, verteilen Sie sie auf dem Lamm, geben Sie alles in Ihre Luftfritteuse und kochen Sie sie 1 Stunde lang bei 300 Grad Fahrenheit.
4. Lamm in Scheiben schneiden, auf Teller verteilen, erst einmal beiseite lassen und Kochsäfte aus der Pfanne auf dem Herd erhitzen.
5. Wein, Maisstärkemischung, Salz, Pfeffer und Sauerrahm hinzufügen, umrühren, Hitze abnehmen, diese Sauce über das Lamm träufeln und servieren.

Genießen!

Ernährung: Kalorien 287, Fett 4, Faser 7, Kohlenhydrate 19, Protein 25

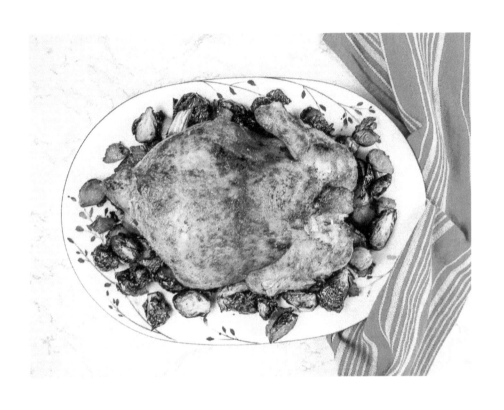

Fazit

Luftbraten ist heutzutage eine der beliebtesten Kochmethoden und Luftfritteusen sind zu einem der erstaunlichsten Werkzeuge in der Küche geworden.

Luftfritteusen helfen Ihnen, in kürzester Zeit gesunde und köstliche Mahlzeiten zuzubereiten! Sie müssen kein Experte in der Küche sein, um spezielle Gerichte für Sie und Ihre Lieben zuzubereiten!

Sie müssen nur eine Luftfritteuse und dieses großartige Luftfritteuse-Kochbuch besitzen!

Sie werden bald die besten Gerichte aller Zeiten zubereiten und alle um Sie herum mit Ihren hausgemachten Mahlzeiten beeindrucken!

Vertrauen Sie uns einfach! Holen Sie sich eine Luftfritteuse und diese nützliche Sammlung von Luftfritteusenrezepten und beginnen Sie Ihr neues Kocherlebnis!

Habe Spaß!

CPSIA information can be obtained
at www.ICGtesting.com
Printed in the USA
BVHW051353080321
601998BV00011BA/1310